AF467094

BOURBONNE-LES-BAINS

(HAUTE-MARNE)

EAUX THERMALES

(CHAUDES)

CHLORURÉES SODIQUES (SALÉES)

BROMURÉES-IODÉES

(analogues au bain de mer chauffé)

TONIQUES ET EXCITANTES

GUIDE MÉDICAL ET PRATIQUE

PAR

LE Dr PIERRE-J. MERCIER

Lauréat de la Faculté de médecine de Paris,
Prix Corvisart et Médaille d'argent (thèse),
Médecin consultant aux eaux de Bourbonne-les-Bains,
Membre des sociétés de thérapeutique de Paris
et de la Société française d'hygiène,
De l'Association générale des médecins de France,
Membre correspondant de la Société des médecins de Nancy et de
la Société balnéologique d'Odessa.

L'hiver à Paris, Rue d'Aguesseau, 1 (faubg. St-Honoré).

PARIS

IMPRIMERIE DE A. PARENT

RUE MONSIEUR-LE-PRINCE, 29-31

1879

Te 163
380 (5)

BOURBONNE-LES-BAINS

(HAUTE-MARNE)

EAUX THERMALES

(CHAUDES)

CHLORURÉES SODIQUES (SALÉES)

BROMURÉES-IODÉES

(analogues au bain de mer chauffé)

TONIQUES ET EXCITANTES

GUIDE MÉDICAL ET PRATIQUE

PAR

LE Dr PIERRE-J. MERCIER

Lauréat de la Faculté de médecine de Paris.
Prix Corvisart et Médaille d'argent (thèse),
Médecin consultant aux eaux de Bourbonne-les-Bains,
Membre des sociétés de thérapeutique de Paris
et de la Société française d'hygiène,
De l'Association générale des médecins de France,
Membre correspondant de la Société des médecins de Nancy et de
la Société balnéologique d'Odessa.

L'hiver à Paris, Rue d'Aguesseau, 1 (faubg. St-Honoré).

PARIS

IMPRIMERIE DE A. PARENT

RUE MONSIEUR-LE-PRINCE, 29-31

—

1879

Te 163 380 (5)

BOURBONNE-LES-BAINS

(HAUTE-MARNE)

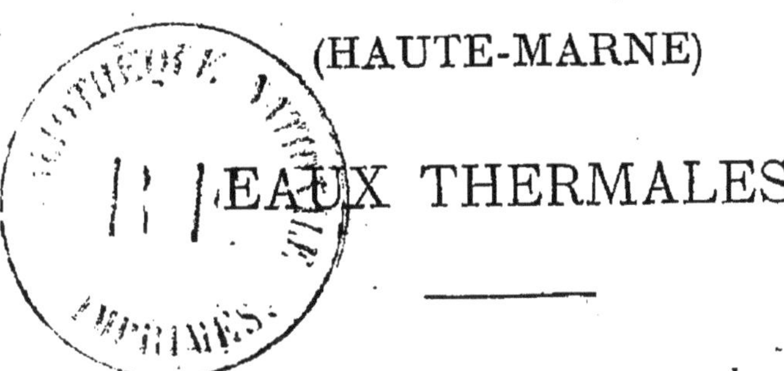

EAUX THERMALES

GUIDE PRATIQUE ET MÉDICAL

AFFECTIONS TRAITEES A BOURBONNE

Toutes les manifestations du Lymphatisme exagéré.

Le Rhumatisme chronique des articulations et des muscles. — Les Névralgies.

Les paralysies de toute forme et de toute nature.

Les maladies d'épuisement, les anémies, les cachexies, les intoxications.

Les fractures, luxations, blessures et plaies de guerre.

Traitement : Bains. — Douches. — Boissons. — Applications topiques. — Irrigations. — Étuves.

ÉTABLISSEMENT THERMAL CIVIL

(PROPRIÉTÉ DE L'ÉTAT, EN RÉGIE).

L'établissement civil, complétement séparé de l'hôpital militaire, possède un Casino et un beau parc. L'Etat a déjà dépensé et dépense des sommes considérables pour sa reconstruction déjà très avancée. Régisseur: M. le commandant BRIGNON, O ✻.

LA SAISON COMMENCE LE 15 AVRIL ET FINIT LE 15 OCTOBRE.

L'ÉTABLISSEMENT CIVIL DE BOURBONNE-LES-BAINS A OBTENU UNE MÉDAILLE D'ARGENT A L'EXPOSITION UNIVERSELLE DE 1878.

Cette distinction n'a pas été prodiguée. Elle a été conférée aussi aux stations françaises de Vichy, le Mont-Dore, Plombières, Contrexéville, Cauterets, Eaux-Bonnes, Royat, Uriage, Néris et Bourbon-Larchambault. Des stations aussi importantes que Bagnères-de-Luchon, Barèges, la Bourboule, Vals, Balaruc n'ont eu qu'une médaille de bronze.

On a vu figurer encore à l'Exposition sous le nom de Bourbonne-les-Bains 2me établissement, un groupe qui a obtenu une mention honorable, mais il n'y a pas à Bourbonne de 2me établissement. Ce groupe était formé par les produits de la source Maynard, autorisée pour l'usage médical par décision ministérielle en date du 8 février 1862.

Cette source bicarbonatée-sulfatée calcique d'après l'analyse de M. Ossian Henry, très analogue aux eaux de Contrexéville et de Vittel, est très-utile aux calculeux, aux goutteux ou aux rhumatisants nombreux qui émettent des sables rouges, et qui viennent pour d'autres affections faire la cure de Bourbonne.

Elle appartient à MM. Maynard, qui se sont toujours fait un plaisir de la mettre à la disposition des malades pour lesquels elle est à la fois un but de promenade, à quelques pas de la ville, et un élément excellent de cure. La libéralité de ses estimables propriétaires méritait certainement la récompense distincte qui leur a été accordée, sans qu'ils aient le moins du monde la prétention de former un deuxième établissement auprès de l'antique et puissant Bourbonne.

Quant à la source de Larivière-sous-Aigremont, dont les produits ont été exposés dans la même vitrine, c'est une source ferrugineuse, située à environ 8 kilomètres de Bourbonne, dont les eaux utilisées depuis longtemps par les campagnards dans leurs maladies mériteraient certainement d'être scientifiquement analysées, reconnues officiellement et exploitées régulièrement. En attendant, elles ont recueilli déjà assez de suffrages des médecins de Bourbonne pour qu'on en fasse usage à table (comme d'ailleurs cela se pratique souvent) en guise de boisson reconstituante. Elles pourraient jouer ainsi à Bourbonne un rôle analogue à celui de l'eau de Bussang à Plombières, et devenir pour la commune qui les possède une source de revenus; mais il n'est venu à l'idée de personne connaissant les faits de leur prêter à elles seules ou associées à d'autres, à 8 kil. de distance, le titre de *second établissement de Bourbonne*. IL N'Y A QU'UN BOURBONNE ET IL N'Y EN AURA JAMAIS QU'UN.

I

GUIDE PRATIQUE

Comment l'on vient à Bourbonne. — Comment on y vit.

(1) La localité. — (2) Le voyage. — (3) Le vivre et le logement. — (4) L'entrée en traitement. — (5) Distractions et promenades.

1) *La localité.* — Bourbonne-les-Bains, chef-lieu du canton de ce nom, arrondissement de Langres, département de la Haute-Marne, dans l'est de la France (par 3° 25 longitude E., 47° 57 latitude N.), confinant aux départements des Vosges et de la Haute-Saône, faisait partie de l'ancien Bassigny, à l'extrémité sud de la Champagne, sur les frontières de la Franche-Comté et de la Lorraine.

Un des compétents admirateurs de Bourbonne, M. le Dr Cabrol, dit que cette station est LA CAPITALE DES EAUX DE L'EST. Bourbonne, qui mérite ce titre par la puissance de ses eaux, y a droit encore par sa situation centrale, un peu plus près du nord que du sud-est. On y voit affluer avec les malades de Paris, qui forment la moitié de sa clientèle, ceux de la Haute-Marne, de l'Aube, de la Marne, des Ardennes, de Meurthe-et-Moselle, et de ces chers départements d'Alsace-Lorraine qui, dans leurs traditions par rapport à la santé, montrent encore leurs préférences françaises. Les Vosges, le Jura, la Côte-d'Or, l'Yonne, Saône-et-Loire, envoient de nombreux malades qui arrivent également des départements du nord et du centre, sans que cet attrait régional tout naturel exclue la clientèle de toute la France et du monde entier. L'année 1878 en particulier a vu beaucoup de malades de la Bretagne et de la Vendée; elle en a vu de Nantes, de Rouen, de

Bordeaux, de Nice, d'Albi, d'Angoulême, de Clermont-Ferrand, de Limoges, de Montmorillon, de Livourne (Italie), de Saint-Sébastien, de Valence (Espagne), de Londres, de Bruxelles, de la Trinité, de Rio-de-Janeiro, de Neufchatel (Suisse), et d'Algérie (en quantité).

Le titre assez banal de station romaine a été justifié pour Bourbonne par des antiquités authentiques dont on peut voir de beaux spécimens dans l'établissement des bains civils et en d'autres endroits de Bourbonne. Ce sujet a été pour ainsi dire épuisé par d'excellents travaux auxquels nous renvoyons le lecteur (1).

La ville haute est construite sur un mamelon peu élevé, appartenant à la petite chaîne des monts Faucilles, qui relient les Vosges au plateau de Langres ; la ville basse s'étend au nord et au sud de la ville haute, dans deux vallons arrosés le premier par la rivière de l'Apance, le second par le ruisseau de Borne. Ce dernier, dans lequel sont les sources thermales, est borné au sud par la colline du Prieuré, au pied de laquelle est construit l'établissement civil ; le parc s'élève sur les flancs de cette colline jusqu'à un point de vue d'où l'on embrasse le panorama de Bourbonne et de ses environs : le château et la ville haute, les mamelons couronnés de forêts et revêtus de vignes entrecoupés par des vallées verdoyantes, et au N.-E., au second plan, les sommets des Vosges.

L'altitude de Bourbonne est de 255 mètres au niveau des sources. Elle dépasse notablement ce chiffre dans la ville haute.

La température moyenne de l'été, qui s'y montre en général beau et sec, est de 18° centigrades. L'automne y est très-beau, comme dans toute la région de l'Est en France.

(1) Bourbonne, *ses antiquités gallo-romaines, ses Thermes et son église*, par M. Athanase Renard, le très-honorable et très-vénéré inspecteur des eaux thermales de Bourbonne, depuis de longues années. — Langres, Bourbonne, Paris 1877.

Bibliotheca Borvoniensis Essai de bibliographie et d'histoire de Bourbonne et de ses Thermes, par le Dr E. Bougard, médecin à Bourbonne. — Chaumont et Paris, 1866.

Bourbonne et ses eaux minérales, par le Dr Causard, ouvrage très-complet sur tout ce qui concerne Bourbonne, ses eaux, leur usage médical. — Paris, 2e édition, 1878.

Bourbonne compte 4,300 habitants parmi lesquels on remarque beaucoup d'octogénaires.

Il y a dans cette ville une justice de paix, deux notaires, un receveur de l'enregistrement, un receveur des postes, une station télégraphique.

2) *Le voyage.* — Bourbonne est situé :

A 16 kilomètres de la Ferté, station de la ligne de Paris à Mulhouse, à 344 kilomètres de Paris (trajet de la Ferté compris). Durée du trajet : 7 h. 20 en moyenne pour les trains-poste ou directs.

Il y a un train direct très-commode, partant de Paris le matin, dont la correspondance arrive à Bourbonne à 6 h. du soir (heure de Bourbonne) (1).

Débours : 40 fr. 40 en 1re classe, 30 fr. 30 en 2e.

Le prix de la correspondance est de 2 fr. 50 dans le coupé, 2 fr. sur la banquette et dans l'intérieur (avec 30 kil. de bagages, 2 fr. 20 les 100 kil. d'excédant).

Les voyageurs qui prennent la correspondance depuis Paris sont les premiers placés, à condition d'aller se faire inscrire au bureau de cette voiture aussitôt leur entrée en gare de la Ferté.

En écrivant à Bourbonne aux loueurs de voitures particulières (v. page 17) on peut se faire venir chercher à la Ferté.

Prix d'une voiture à un cheval : 10 fr.; *à deux chevaux* : 15 fr.

La correspondance du chemin de fer arrive à Bourbonne à 6 h., à 9 h. du matin; à 2 h. après-midi; 5 h. 1/2, 8 h. soir.

Elle en part à 3 h., 8 h., 11 h. 3/4 le matin; 3 h. après-midi; 8 h. le soir.

(1) Les horloges de Bourbonne avancent de 19 minutes sur l'heure de Paris. Cette avance d'après la supputation du méridien ne devrait être que de 14 minutes. Elle est souvent de 20 et plus dans la pratique.

Les voyageurs de la région du Sud ou du Sud-Ouest viennent par le chemin de fer de Lyon, Dijon, et rejoignent la ligne de Paris à Mulhouse par Gray et Chalindrey pour aboutir à la Ferté-Bourbonne.

Coupés-lits. — L'administration du chemin de fer de l'Est met à la disposition des voyageurs des *coupés-lits* comprenant trois places. On peut prendre une place, ou deux ou trois, entièrement indépendantes en payant 50 p. 100 en sus du prix de la place en 1re classe.

On peut également se procurer des *wagons-lits* (c'est un grand compartiment dans lequel il y a deux lits) en payant cinq places de première et l'on a les deux lits.

Ces dispositions ne sont pas les mêmes pour toutes les administrations de chemin de fer et l'on fera bien de s'informer avant de choisir ce mode de locomotion.

Moyen de se procurer des coupés ou wagons-lits. — Ecrire au chef de la gare de départ une lettre contenant une demande destinée à être transmise au chef du mouvement désignant le jour, l'heure du départ, le nombre de places, AU MOINS TROIS JOURS A L'AVANCE; faute de réponse, DANS LES 36 HEURES, adresser une lettre de rappel directement au chef du mouvement.

Ce mode de procéder qui est quelquefois éludé à Paris où l'on peut suivre et presser sa requête, est *indispensable quand on part de Bourbonne.*

L'expérience nous a démontré que ces renseignements pouvaient être précieux pour des malades très affectés d'infirmités.

3) *Le vivre et le logement.* On peut vivre à Bourbonne de plusieurs façons.

Ou bien à l'hôtel où l'on prend nourriture et logement.

Ou dans des maisons qui donnent le logement et la nourriture.

Ou dans des maisons meublées, allant manger soit à l'hôtel, soit dans une maison tenant table, ou se faisant apporter chez soi.

Ou dans des appartements meublés avec cuisine dont on trouve quelques-uns, ou bien avec jouissance de la cuisine en commun avec les maîtres de la maison, faisant faire sa cuisine par sa cuisinière. La ville est convenablement approvisionnée, les tables d'hôte sont excellentes, les habitants honnêtes et modérés dans leurs prétentions *les prix en sont la preuve.*

Logement et nourriture : 10 à 12 fr. par jour :
Maison Beaurain.

De 7 à 8 fr. par jour :
Grand Hôtel des Bains, tenu par Lacordaire.
Maison Moisson-Gaillard, ancienne maison Lucette.
Maison Berthe-Gaillard.

5 fr. par jour environ. A ces prix très-peu élevés pour l'époque actuelle, un voyageur consciencieux est étonné de ce qu'il obtient dans les Hôtels du Commerce et du Bœuf-Gras.

Dans la maison Bernabdin (Me Louis).

Dans les maisons Aubert-Laurent (Pierre), Navarin, Chapelle.

Un peu au-dessous de 5 fr. par jour :
Maison Jouvernaux.
Maison Charpentier.

Les indigents qui sont admis à la gratuité des eaux de Bourbonne trouvent la nourriture et le logement au prix de 3 fr.

Maisons et appartements, chambres meublés :
Maison Aubertin.
Maison appartenant à M. Preschet.
Maison Perriche (anciennement Gaveau), Rousset (anciennement Egal), maison Klott.

Maison de Mlle Millot, Aline Gaillard, Drouhin, Jules; Dlles Demongeon, Duport, Durapt, Férat, Martin-Arthaud, Morlet, Raulin, Viaque, Vernet.

4) *Entrée en traitement* : *bains*, *douche*, *boisson*. — On ne doit venir à Bourbonne que sur la prescription de son médecin habituel, par lequel on doit faire écrire une lettre relatant les particularités du cas.

S'empresser en arrivant de remettre cette lettre au médecin

de Bourbonne auquel elle est adressée ou à celui des médecins de Bourbonne qu'on choisira, si la lettre n'a pas de destination fixe.

Corps médical de l'établissement civil a Bourbonne : Drs Renard (Athanase), médecin-inspecteur, Magnin, inspecteur-adjoint, Balley père, Balley fils, Bézu, Bougard, Bouvier, Cabasse, Causard, Daprey.

Médecin-consultant venant de Paris à chaque saison : Dr Pierre-J. Mercier, deux fois Lauréat de la Faculté de médecine de Paris.

Aussitôt après, se rendre à l'établissement des bains (bureau à l'entrée de la 1re classe, M. Rounot), et se faire inscrire soit pour le jour même, soit pour le lendemain, pour le bain et la douche ou pour l'un des deux.

Art. 27 du règlement.

Le baigneur en chef, préposé aux entrées du service des cabinets, devra inscrire exactement et dans leur ordre de priorité, les personnes qui se présenteront, afin qu'elles puissent profiter, à leur tour et sans aucune distinction, des premiers cabinets vacants. Cependant, les cabinets du rez-de-chaussée sont réservés de préférence aux malades les plus impotents. Aucun cabinet ne pourra être occupé pendant plus d'une heure et demie par la même personne.

Tout malade qui, par un empêchement quelconque, ne pourrait plus profiter du cabinet dont il est en possession, est tenu d'en avertir à temps le baigneur en chef.

Cet employé, ainsi que le baigneur en second, veilleront l'un et l'autre en ce qui les concerne à ce qu'il ne se passe rien de contraire à l'ordre, et rendront compte exactement au Régisseur de toutes les infractions dont ils auraient connaissance.

Le service journalier commence à 4 heures du matin pour se terminer à 10 heures et comprend quatre poses d'une heure et demie.

La première de 4 heures à 5 h. 1/2.
La deuxième de 5 h. 1/2 à 7 heures.
La troisième de 7 heures à 8 h. 1/2.
La quatrième de 8 h. 1/2 à 10 heures.

Des bains et des douches peuvent aussi être administrés dans l'après-midi jusqu'à cinq heures du soir.

Art. 26.

Le service journalier commencera, au plus tard, à 4 heures du matin, de manière à pouvoir être terminé à 10. Des bains et des douches pourront être néanmoins administrés jusqu'à 5 heures du soir. A toute autre heure, on ne pourra être admis que pour des cas extraordinaires et urgents, d'après l'autorisation du médecin-inspecteur.

Il y a des bains de première classe et des bains de deuxième classe. En première classe, on se baigne dans des baignoires. Dans l'établissement de deuxième classe, qui est entièrement neuf, on se baigne dans des piscines ou bassins.

Les deux sexes y sont dans un local séparé avec une entrée particulière. L'établissement de deuxième classe est aussi muni de cabinets de douche. On y trouve quelques cabinets avec baignoires au prix de la première classe.

Les malades payants qui feront usage des eaux dans les bassins seront admis dès la première heure du service. Le service des indigents ne commence qu'après le service des malades payants (art. 26 du règlement (suite).

Voici le tarif officiel des bains, douches et du linge dans les deux services :

Service des cabinets.

Bain avec feu ou son........................	1 25
Bain ordinaire..............................	1 »
Douches de 15 minutes et au-dessous.........	» 75
Douches de 20 minutes.......................	1 »

Douches de 25 minutes	1 25
Douches de 30 minutes	1 50

Service des bassins.

Bain	» 50
Douches de 15 minutes	» 50
Douches de 20 minutes	» 65
Douches de 25 minutes	» 80
Douches de 30 minutes	1 »

Dans chacun des deux services.

Etuve	» 75
Bain de pieds	» 25
Bain de bras	» 15

Linge.

Matelas de douche	» 25
Fond de bain	» 20
Drap de douche	» 10
Peignoir chaud	» 15
Peignoir froid	» 10
Peignoir en laine	» 15
Serviette chaude	» 10
Serviette froide	» 05

L'eau se prend en boisson à une sorte de pompe située un peu de côté, en face de l'entrée principale du bâtiment de première classe. Le matin de 4 heures à 10 heures et l'après-midi également si on le désire, aucune rétribution n'est exigée des buveurs dont la générosité comble abondamment cette lacune.

Les personnes accompagnant des malades infirmes ou des enfants feront bien pour aller aux bains de s'assurer une petite voiture dont Louis Picard (Grand' Rue, n° 34) a l'entreprise.

Tarif des courses des petites voitures miss àe la disposition des Baigneurs pour le service des Thermes :

1re Zone, course simple,	0 fr. 30;	aller et retour	0 fr. 50
2me »	0 40;	»	0 70
3me »	0 60;	»	0 90

Promenade.

1 heure,	1 fr. 50
1 h. 1/2,	2 »
2 heures,	2 50
3 heures,	3 50

(*On peut s'abonner.*)

On fait à Bourbonne le plus ordinairement deux saisons : cinquante jours pour les dames, quarante-quatre ou quarante-cinq jours pour les hommes.

Il est bon de mettre entre les deux étapes de ce traitement un repos pour éviter l'embarras gastrique fébrile appelé fièvre thermale.

5) **Distractions.**— Une des distractions les plus constantes de Bourbonne est la fréquentation du parc et du Casino, attenant à l'établissement civil. L'accès du parc est entièrement libre.

Le Casino, qui comprend un grand salon, une salle de jeux, un salon de lecture avec de nombreux journaux, une buvette, une salle de billard, où l'on a deux représentations théâtrales par semaine, où l'on danse en droit deux fois par semaine, avec orchestre, et en fait à peu près tous les soirs, au piano, est accessible par abonnement (Gérant du Casino, M. Stoffel, Salons ouverts du 1er mai au 15 septembre).

Les abonnements personnels sont de 15 francs par mois, avec faculté de s'abonner pour dix ou vingt jours, en payant 6 ou 8 francs pour l'une ou l'autre période.

Le prix des abonnements de famille est de 15 francs pour le chef de famille et 10 francs pour chacun des autres membres, 5 francs pour les enfants au-dessous de 15 ans. Les officiers de terre et de mer en activité de service, jusqu'au grade de capitaine exclusivement, leurs femmes et leurs enfants ne paient que la moitié de ces prix.

Les relations sociales au Casino sont polies et cordiales. L'esprit de l'ensemble est exempt de morgue et se prête à tout honnête amusement. Le ton en est plutôt gai, et c'est une remarque intéressante à faire dans un lieu où tant de blessés et d'infirmes se rencontrent forcément.

Il semble qu'après tout avec un bon estomac et un esprit sage on puisse s'accommoder même d'un bras ou d'une jambe compromis, quelquefois des deux et plus. Peut-être même ces maux sont-ils plus faciles à supporter sur un terrain où, au lieu d'être l'exception, ils tourneraient volontiers à la règle, où la canne et les béquilles sont généralement et quelquefois admirablement portées.

Voulez-vous dissiper le voile de tristesse qui obscurcit la vie d'une jeune femme affligée momentanément d'une paraplégie, ou en convalescence d'une lésion grave du membre inférieur et faisant usage de béquilles depuis peu ? Envoyez-la à Bourbonne ; au bout de deux jours elle sera résignée, au bout de huit elle concourra à qui marche mieux aux béquilles avec ses collègues en affliction, le tout fort gaiement, et, si elle ne danse pas à la fin de tout, il faut la renvoyer réparer cette lacune l'année suivante.

Promenades et excursions.

En ville : le *Château* et son parc ; la *promenade de Montmorency* sur le versant septentrional de la ville haute. *Bois et source Maynard* dans la même direction en suivant la rue des Capucins (prendre la droite après la bifurcation). La *Fontaine de Beauregard* dans le bois des Epinets. Prendre d'abord la route de Langres. Le *mont Tonnet au sud* ; le *vallon de Montlétang*, le bois de la Bannie disposé en promenade au S.-O.

Promenades en voiture pouvant se faire dans l'après-midi : *la place Gautier* dans le bois de Danonce ; *Coiffy-le-haut*, l'un des plus beaux points de vue de la région sur la vallée d'Amance, retour par Moncharvot (route de la Ferté).

Aigremont au sommet d'une montagne, sur l'emplacement d'un château que la tradition rattache aux faits d'armes des quatre fils Aymon ; *Châtillon-sur-Saône*, au confluent de l'Apance et de la Saône, à visiter la propriété de M. Dupont dont le parc et les bois qui s'y rattachent sont gracieusement ouverts aux étrangers qui le demandent. On peut aller déjeuner à Châtillon où l'on trouve de bon poisson de Saône. On peut y pêcher à la ligne dans la Saône ou dans l'Apance.

Excursions qui demandent la journée. — *Les ruines de l'abbaye de Morimond*, sur les bords entourés de forêts d'un magnifique étang. C'est un but délicieux pour un pique-nique ; *le Chêne des partisans* dans la forêt de Saint Ouen près du village de la Vacheresse (Vosges) et les *ruines de la Mothe* (Haute-Marne) — *Contrexéville, Martigny et Vittel* que l'on peut visiter à la rigueur dans la même journée, mais dont il vaut mieux faire deux excursions séparées.

Prix ordinaire des voitures, de la gare en ville.

A un cheval : 10 francs.
A deux chevaux : 15 francs.

Pour les promenades et excursions.

A un cheval	demi-journée	10 fr.
	journée	15 »
A deux chevaux	demi-journée	10 fr.
	journée	20 »

Trajets exceptionnels (Contrexéville, Vittel, Langres). Voiture à deux chevaux par jour : 30 francs.

Noms des loueurs : Louis Picard : loue aussi des chevaux de selle, *entreprise de petites voitures et d'enfants pour l'établissement thermal.*

Collin. Excellent matériel. Un omnibus de famille pour le service de la gare : Sylvestre, Granier-Roy.

II

GUIDE MÉDICAL

Par quoi et de quoi l'on se traite en Bourbonne.

LES EAUX. — LES AFFECTIONS ET LEUR TRAITEMENT.

1) *Les eaux.* — Les eaux de Bourbonne appartiennent à la classe des eaux chlorurées sodiques fortes.

D'après l'analyse faite en 1860 par M. Pressoir, pharmacien-major à l'hôpital militaire, elles contiennent pour un litre d'eau :

Chlorure de sodium	5 gr.	800
Chlorure de magnésium	»	400
Carbonate de chaux	»	100
Sulfate de chaux	»	880
Sulfate de potasse	»	130
Bromure de sodium	»	65
Silicate de soude	»	120
Albumine	»	130
Iode (traces)	»	...
Arsenic »	»	...
Péroxyde de fer	»	3
Oxyde mangano-manganique	»	2
	7 gr.	730

On a trouvé aussi dans les eaux de Bourbonne le cuivre (M. Béchamp, 1860), les métaux spectroscopiques (Rubidium, Cœsium, Strontium, Lithium. M. Grandeau 1861) en quantité très-notable.

Les eaux de Bourbonne tiennent parmi les autres eaux allemandes ou françaises du même groupe un rang dont nous allons essayer de montrer la valeur (1).

Elles sont bien équilibrées pour la *force*, c'est-à-dire le degré de minéralisation qui peut varier dans les groupes des eaux chlorurées sodiques fortes de 280 grammes par litre (Arbonne, Suisse, 255 grammes Salies, de Béarn) à 4 grammes par litre. Le public est facilement impressionné par ces gros chiffres et par un fait matériel comme celui-ci. A Salies de Béarn, l'eau est tellement augmentée en poids par les sels, qu'on est obligé de fixer le malade avec des courroies au fond de la baignoire pour qu'il ne flotte pas à la surface (Constantin James). Ce fait serait d'une importance décisive si les sels étaient absorbés par la peau, ce qui est douteux, et s'ils l'étaient en raison et en proportion de leur abondance ; mais l'expérience à démontré que les eaux salées agissent surtout à l'extérieur comme agent astringent et tonique Or c'est un autre fait d'expérience, qu'il n'est pas besoin d'une aussi formidable dose de sels pour produire les mêmes effets astringents.

La tradition, interprète de l'expérience des siècles, a consacré cette réserve à l'égard de la prépondérance des gros chiffres en confondant sous la dénomination de *fortes* des eaux très, diversement minéralisées, tout en formant un autre groupe *d'eaux chlorurées sodiques moyennes* (de 4 gram. à 2 gram.) et *faibles* (au-dessous de 2 gram.).

Cette classification est-elle seulement arbitraire et pourrait-on établir scientifiquement un étalon qui permît de fixer le *maximun de salure nécessaire et suffisant* pour qu'on accordât à une eau chlorurée sodique le titre de forte? Une pareille tentative ne pourrait trouver place ici, mais remarquonsle en passant.

Avant les surprises réservées à la pratique thermale par les prodigieuses salures d'Arbonne et de Salies, la minéralisation de l'eau de mer (38 grammes en tout, 30 grammes en chlorure de sodium) était bien près d'être le type du maximum de salure.

(1) Voir *les eaux chlorurées sodiques thermales de Bourbonne-les-Bains* (Haute-Marne) *et les eaux similaires d'Allemagne*. Paris, 1872, par le Dr Bougard, médecin de Bourbonne.

Or ce maximum, même ainsi réduit, a un grave inconvénient qui atteint toutes les eaux du même degré et au-dessus. ELLES SONT TROP SALÉES POUR ÊTRE BUES.

Au-dessous de ce chiffre, les eaux qui, comme celles de Bourbonne, atteignent celui de 7 grammes, 6 en minéralisation totale et 5 grammes 8 (presque 6 grammes) en salure, ont un grand avantage : elles agissent autant que leurs congénères plus fortement minéralisées comme modificateur externe ; de plus, prises à l'intérieur, elles modifient profondément la nutrition, de sorte que la dose de sels *nécessaire et suffisante* au delà de laquelle tout est surcroît et entrave pour le traitement, pourrait bien être celle qui a fait ranger Bourbonne-les-Bains parmi les eaux chlorurées sodiques fortes.

De plus, l'eau de Bourbonne est NATURELLEMENT CHAUDE (1) ; elle a cet avantage sur l'eau de la mer, sur les eaux de Salies, de Salins (Jura), de Kissingen, de Hambourg (Allemagne).

On sait quelle est l'importance physiologique de la thermalité naturelle, importance qui se prouve surtout par ses effets. Aucun artifice de réchauffement ne peut conférer à une eau froide les vertus de l'eau dynamisée en raison de sa thermalité et par les mêmes agents qui l'ont produite.

Enfin l'eau de Bourbonne a droit par elle-même à la qualification de BROMURÉE-IODÉE autant qu'aucune des eaux qui prennent cette qualification.

Elle contient par litre 65 milligr. de bromure de sodium, agissant à la fois comme sédatif du système nerveux et comme modificateur de la nutrition. L'iode s'y trouve à l'état de traces comme dans les autres eaux du même groupe.

Les eaux de Salins (Jura) ne contiennent naturellement pas plus de 6 centigr. de bromure de potassium. Elles ne deviennent bromo-iodurées d'une façon plus décisive que par l'adjonction des eaux amères de la saline.

Avant 1856, les sources thermales minérales étaient au nombre de trois : 1° *la Fontaine de la place*, ou *de la Buvette*, ou *Fontaine chaude*, ou *de la Matrelle* ; 2° celle des *Bains civils* ou

(1) Cette température qui peut s'élever jusqu'à 67° varie suivant les sondages sans s'abaisser beaucoup au-dessous de 50°

du Puisard ; 3° la *source de l'hôpital militaire* dans l'emplacement de l'ancien bain Patrice. Ces dénominations ont été remplacées par des nos d'ordre dans lesquels les anciens rendements plus ou moins modifiés ont pris place à côté des nos de nombreux sondages opérés par les soins de l'administration des Mines (depuis 1 jusqu'à 12), dont les plus importants sont le sondage n° 1 dans le jardin des Bains, et par-dessus tous le sondage n° 10 dans la cour des bains civils. Chacun des nouveaux sondages a diminué le rendement et la thermalité de ceux qui existaient déjà, mais il a augmenté le rendement total, et ceux qui sont utilisés produisent chaque jour en somme un véritable fleuve d'eau thermale, qui peut suffire largement à toutes les demandes et à tous les besoins de la thérapeutique balnéologique la plus étendue.

---

2) LES AFFECTIONS ET LEUR TRAITEMENT

I. *Exagération du Tempérament lymphatique*, depuis *l'atonie* et *l'anémie* simples jusqu'à la *Cachexie scrofuleuse.*

Affections propres à cette constitution.

1er Degré. — Gourmes, écoulement muqueux par le nez, les oreilles (otorrhée), la vulve (vulvite). Yeux un peu larmoyants (léger épiphora), orgelets du bord libre des paupières, gonflement (œdème) des paupières, gonflement des amygdales, angines fréquentes.

Atonie des voies digestives des jeunes enfants. Anorexie, quelquefois boulimie. Constipation ou diarrhée ou même lientérie.

Peau sèche (lichen et prurigo). Pas de transpiration générale. Sueurs partielles fétides des pieds, des mains, des aisselles.

Douleurs vagues dans les articulations et dans les membres. Nonchalance, apathie, lassitude spontanée ne diminuant pas par le repos. Retard de la menstruation. Leucorrhée habituelle. Dysménorrhée au début qui dure deux ou trois ans.

Rachitisme. Enfants noués. — Gonflement de l'extrémité des os longs, incurvation de leur diaphyse, notamment à la cuisse et à la jambe. Incurvation de la clavicule, chapelet rachitique des côtes. Proéminence du sternum. Poitrine en carène. Dépression du sternum. Poitrine aplatie. Poitrine plus développée à droite ou à gauche, en hauteur, en épaisseur (asymétrie.) Déviations de la taille (scolioses, lordoses, cyphoses). Omoplates saillantes ou déprimées, déplacées. Hanches saillantes ou abaissées. Déformations du bassin et leurs conséquences.

2me et 3me Degré. — *Tumeurs ganglionnaires, engorgements*

glanduleux. Ecrouelles. — Mobiles, molles, petites, indolentes, uniglandulaires, adhérentes à la peau, dures, irritées, bosselées et formées de noyaux multiples, suppurées ou non suppurées au cou, aux oreilles. Sous le menton, à la nuque, aux aisselles, aux aines, aux creux poplité (jarret).

Coryza chronique (rhume de cerveau), ozène, pustules croûteuses de la lèvre supérieure, hypertrophie du nez et des lèvres. Eczéma, impétigo, lupus érythémateux, tuberculeux, ulcéreux. Abcès de la peau. Abcès froids profonds. Ostéites et Ostéopériostites. Caries, hypérostoses et spina ventosa.

Affections articulaires strumeuses.

Tumeurs blanches du pied (tarsalgie), du genou, de la hanche, (coxalgie) du poignet, du coude, de l'épaule, arthrite vertébrale (mal de Pott).

DANS LES CAS HEUREUX. *Au sortir des appareils,* pour combattre les fausses ankyloses, rendre la mobilité aux articulations, remédier à l'atrophie simple (amaigrissement et affaiblissement des muscles), leur rendre leur force, leur forme et leur volume; dans les cas guéris avec laxité des ligaments et tendance aux luxations spontanées, tonifier les tissus fibreux, terminer enfin les cures en modifiant profondément le tempérament qui a amené la maladie des tissus fibro-articulaires.

DANS LES CAS TRÈS-GRAVES. Ostéite épiphysaire, carie, nécrose, élimination de séquestres, fongosités articulaires, trajets fistuleux, abcès par congestion, le traitement de Bourbonne produit une amélioration marquée de l'état général et de l'état local.

Les fistules à l'anus récidivantes; les affections tuberculeuses du testicule et de la prostate et même les affections viscérales (tubercules bronchiques, mésentériques, péritonéaux) peuvent, sous une surveillance médicale exacte et à l'état torpide, être améliorés à Bourbonne-les-Bains.

« La scrofule, dit le Dr Henry est une des graves maladies contre lesquelles les eaux de Bourbonne fortement chlorurées ont le plus d'efficacité, comme chaque année nous en observons des exemples.

Nous en sommes arrivés à considérer le traitement thermal comme spécifique des affections scrofuleuses et notamment des adénites cervicales (écrouelles), d'ordinaire si rebelles au traitement les plus méthodiques ».

II. *Conséquences du rhumatisme aigu et affections liées à la diathèse rhumatismale.*

Le rhumatisme aigu laisse souvent après lui des demi-ankyloses avec gonflement douloureux au moindre changement de température, de l'œdème du membre inférieur consécutif à une phlébite. Ces affections et l'anémie qui les accompagne presque toujours sont très-bien soignées à Bourbonne.

Obs. I. — Mlle... de Paris, convalescente d'un rhumatisme aigu remontant à janvier 1868. Phlébite double, anasarque. N'a quitté le lit qu'en mai même année. Arrive en juillet à Bourbonnne; marchant péniblement avec des béquilles; anémique. Une saison et demie de bains et douches, donnés avec ménagement, lui permet bientôt de marcher avec deux cannes, puis avec une. Amélioration considérable de l'état général (avait été très-habilement massée à Paris, sans grands résultat).

Obs. II. Mlle... de Paris, atteinte d'arthrite chronique du genou droit consécutive à un rhumatisme polyarticulaire aigu (octob. 1877). Gonflement et raideur. Bains douches, et massage à Bourbonne. — Très grande amélioration en peu de temps.

Spécialité de Bourbonne : le Rhumatisme articulaire chronique d'emblée, surtout sur un terrain lymphatique.
Rhumatisme remontant à une époque très-éloignée.

Obs. III. — M. ..... de Limoges, 45 ans, tempérament lymphatico-

(1) Clinique et thérapeutique de l'hôpital de Bourbonne-les-Bains, Dr Henry, 1858.

2

sanguin; douleurs articulaires depuis 15 ans dans le genou et la hanche droite. Pas d'attaque de rhumatisme aigu, gêne croissante dans les mouvements des articulations du genou et de la hanche rendue plus sensible par l'embonpoint Vient à ma premiére consultation en petite voiture et s'améliore bientôt rapidement jusqu'à sortir avec une canne. — Bains, douches, un peu de massage.

Rhumatisme chronique ancien compliqué d'hydarthrose.

Obs. IV. — M. le curé doyen ..... de B.-l.-R. Arthrite rhumatismale du genou gauche, fort ancienne accompagnée d'un épanchement considérable. Claudication très-marquée. Voit son état s'amender par l'usage des eaux de Bourbonne, la claudication diminuer et le liquide se résorber par l'effet de la douche combinée avec la compression élastique.

Rhumatisme chronique avec suspicion d'un commencement de laxité des ligaments.

Obs. V. — Mme ...., de Paris. Arthrite rhumatismale du genou gauche, datant de quatre mois, sans symptômes aigus. Les mouvements de l'articulation sont à peine diminués en amplitude ou en facilité, mais ils sont accompagnés de douleur et il n'y a pas de fermeté dans la station. Sentiment de défaillance dans le jarret. — Guérison à Bourbonne. La malade que j'ai revue dans le courant de ce mois (1) a été prise cet hiver de la même façon de l'autre côté et se propose de revenir.

Les eaux de Bourbonne rendent de trés-grands services pour les arthrites lymphatiques qui ont à tort ou à raison été prises pour des tumeurs blanches commençantes condamnées à l'immobilité pendant un long temps dans des appareils et considérées comme guéries avec ankylose incomplète et atrophie.

L'appréciation étiologique de ces cas est assez difficile. Le chirurgien traitant se félicite avec raison d'avoir guéri une coxalgie ou telle autre affection articulaire strumeuse commençante, et la famille sans lui tenir compte de ce résultat lui impute la demi-ankylose, l'atrophie musculaire, la maladresse des mouvements que l'immobilité dans les appareils

(1) Mai, 79.

semblent avoir amenées. M. le professeur Verneuil est en train de trancher cette question, pour nous du moins, en prouvant avec l'autorité de son savoir et de son expérience qu'aucune articulation ne s'ankylose par l'immobilité dans les appareils si elle n'est déjà malade. Reste à savoir si une articulation affectée de rhumatisme chronique même chez un lymphatique est assez malade pour qu'on prenne le parti d'avance de la guérir avec une fausse ankylose et une atrophie, si à plus forte raison il y a lieu de risquer cette infirmité pour guérir un rhumatisme chez un rhumatisant pur non lymphatique; enfin, si dans le doute du diagnostic il faut toujours tabler sur la possibilité d'une affection articulaire strumeuse grave et immobiliser. Le médecin de Bourbonne ne s'arrête pas à ces doutes; il amende les résultats.

J'ai donné des soins en 1878 à deux adolescents affectés d'une demi-ankylose du membre inférieur, l'un à la suite d'une arthrite lymphatique d'intensité moyenne, l'autre à la suite d'une arthrite franchement rhumatismale, tous deux ayant séjourne longtemps dans les appareils et attribuant à tort au moins pour l'un leur infirmité à cette cause. Le traitement les a modifiés heureusement au jugement de ceux qui savent combien il est difficile de guérir une ankylose incomplète et combien dans l'attitude que conserve le membre un peu plus de mobilité articulaire, la restauration du tissu musculaire et une meilleure coordination des mouvements peuvent servir pour rapprocher le mouvement de sa physionomie normale (obs. VI et VII).

Rhumatisme blennorrhagique, *rhumatisme puerpéral* passés à l'état chronique.

Rhumatisme goutteux dans la goutte torpide.

Le voisinage de la source Maynard (bicarbonatée-sulfatée calcique) permet aux goutteux moyennant une agréable et courte promenade de compléter leur cure. Il en est de même des autres rhumatisants si nombreux qui sans être décidément goutteux émettent des sables rouges. On peut d'ailleurs se faire servir l'eau de la source à table.

Rhumatisme noueux, avec quelque espérance seulement de soulagement. *Rhumatisme musculaire*, des *lombes*, de l'*épaule*, du *cou*, de la *paroi abdominale*.

III. *Névralgies : faciale, sciatique, lombo-abdominale, intercostale, gastralgie, gastro-entéralgie.* Migraines.

IV. (*a*) *Epuisement* par fatigue ou excès, flueurs blanches, diarrhées.

(*b*) *Nosohémies* ou maladies du sang.

Anémies (*vraies*) par spoliation sanguine. Après des pertes. Chloro-anémie.

2. *Cachexies syphilitique* et même avec quelque succès, *diabétique* (sans affections thoraciques), *albuminurique.*

3. *Empoisonnements* cachectiques du sang par le *plomb*, l'*arsenic*, le *tabac*, l'*alcool* (voir paralysies), le *phosphore. Impaludisme. Leucémie*, engorgements viscéraux.

V. *Paralysies générales* (ne reçoivent pas beaucoup plus de secours à Bourbonne qu'ailleurs), *partielles* (complètes ou incomplètes, de la sensibilité ou du mouvement, de la sensibilité et du mouvement) *à formes* : hémiplégique, paraplégique, monoplégique, alterne, *essentielles* ou *symptomatiques* des maladies de la moelle et du cerveau ou *sympathiques* (paraplégies, convalescence des maladies aiguës), *cachectiques* (empoisonnement par le plomb, l'arsenic, le tabac, l'alcool, le phosphore, la syphilis.

CURE SPÉCIALE DE BOURBONNE :

Les *hémiplégies*, surtout consécutives à l'hémorrhagie cérébrale.

L'usage de Bourbonne, contrairement à celui de Bourbon-l'Archambault et de Balaruc, est d'administrer les eaux non pas le plus près possible de l'attaque, mais comme le dit avec avec tant d'autorité et d'expérience M. le Dr Athanase Renard, médecin inspecteur de Bourbonne : « Lorsque la lésion primitive a franchi toutes les périodes du travail inflammatoire. »

Obs. VIII. — Mr.... du Calvados, hémiplégie par apoplexie, survenue depuis 18 mois au moment de se mettre à table, paralysie complète du mouvement du côté gauche, paralysie incomplète du sentiment.

Retour progressif du sentiment et du mouvement; contracture du bras gauche. Coude demi-fléchi, la main dans la demi-pronation, les doigts faisant la griffe. A presenté, après une saison de Bourbonne en juin-août 1878, une amélioration qui a étonné l'éminent confrère de Paris, qui me l'avait adressé. Retour du mouvement, disparition presque complète de la contracture.

Les *hémiplégies traumatiques*, la *paraplégie* (paralysie des membres inférieurs, de la vessie, de l'intestin), le plus souvent la conséquence d'une affection de la moelle, produite aussi par l'hystérie, par le rhumatisme, par la syphilis, par l'intoxication plombique ou arsénicale, par les suites d'états pathologiques d'une gravité variée comme la diphthérite, l'angine simple, la fièvre typhoïde, la pneumonie, la variole, la dysentérie, la rougeole, la scarlatine, la pellagre, les dyspepsies anciennes, les phlegmasies intestinales chroniques, les vers intestinaux, les maladies des organes génito-urinaires et enfin peut-être l'enfance.

Paraplégies traumatiques. Toutes les paraplégies sont guéries ou amendées sérieusement à Bourbonne, quand elles ne sont pas dues à une lésion médullaire irréparable.

La *paralysie essentielle* de l'enfance, celle que la science appelle aujourd'hui paralysie spinale infantile, caractérisée après la guérison des premiers accidents par de la paraplégie, par de l'hémiplégie fausse, quelquefois par la paralysie croisée d'un membre supérieur avec un membre inférieur et même par la paralysie des quatre membres et des muscles du cou, avec ses redoutables conséquences les atrophies musculaires, les fausses luxations, les déformations du pied et du genou, les rétractions de tout un membre inférieur (décroît) trouvent à Bourbonne quelque secours dans celles des phases qui admettent le traitement.

De même pour l'*atrophie musculaire progressive* (des adultes ou des jeunes) et les *paralysies localisées* du deltoïde, du grand dentelé.

Les affections de l'*ataxie locomotrice progressive*, de la *sclérose en plaques* reçoivent à Bourbonne des compensations hygiéniques précieuses dans l'impuissance générale de la thérapeutique à leur égard.

VI. *Affections chirurgicales traumatiques.*

Entorses, luxations simples ou compliquées de tiraillements, de ruptures, de contusions des tendons, des os, des vaisseaux et des nerfs. Conséquences de ces affections chez les rhumatisants, les goutteux et les lymphatiques, FRACTURES et leurs conséquences, suivant les constitutions, les diathèses et les tempéraments, remède apporté à l'œdème et à l'atrophie simple au sortir des appareils.

Conséquences particulières des fractures de la rotule. — Le sentiment de défaillance particulier dans l'articulation du genou, soit pendant la station, soit dans l'acte de descendre un escalier, persistant après la consolidation complète de fracture de la rotule, guérie *sans écartement*, par M. le professeur Richet (été de 1877), a cédé entièrement à une saison prolongée aux eaux de Bourbonne en 1878, chez M. M... de Paris (obs. 9).

Le ramollissement du col ne peut jamais être attribué à l'effet des eaux, mais peut être réparé par elles. L'opinion de M. Melier, qui demandait un délai de 18 mois avant qu'on prît les eaux, a été victorieusement réfutée par les résultats constants de la pratique des Drs Renard, Cabrol, Tamisier, Causard.

Contusions même suivies de perte de substances et d'insensibilité: le traitement de Bourbonne facilite la sortie des corps étrangers, déterge les trajets fistuleux, détermine une suppuration de bon aloi, favorise la cicatrisation.

Complications et suites curieuses d'une contusion :

OBS. X. — M^r..... de Paris. Contusion à la hanche du 10 octobre 1877, sans fracture. Phlébite de la fémorale droite fin novembre. Phlébite de la fémorale gauche quelques jours après. Embolies pulmonaires répétées, fin novembre. Raideur musculaire et arthralgique secondaire. Le malade après une saison à Bourbonne en 1878, a retrouvé sa souplesse articulaire ; il est parti bien amendé comme état général.

Cicatrices difformes ou douloureuses.

Arthrites consécutives au traumatisme compliquées ou non d'hydarthrose, suivies ou non d'ankylose, et compliquées ou non de phlébites et d'œdème.

Les eaux de Bourbonne sont administrées en bains, en douches, en boisson, et aussi en fomentations, irrigations, injections, applications de boues, étuves. Le trépied constitutif du traitement consiste en bains, douches, boisson. Les bains sont mitigés ou sans mélange d'eau simple. On les donne généralement tempérés (à 35° centigrades), quelquefois plus frais. La boisson se prend par demi-verres, par verres, chaude, froide, tempérée, sans jamais atteindre les excès de l'ancienne pratique qui, du reste, paraît-il, n'avaient jamais d'inconvénient et quelquefois de bons effets. Nous n'insisterons pas sur le détail des prescriptions, et nos confrères auxquels la seconde partie de ce guide est spécialement dédiée, savent quelles ressources variées un médecin des eaux expérimenté peut tirer d'agents aussi restreints en nombre, avec quelle prudence toujours en éveil et quelle appréciation toujours renouvelée des idiosyncrasies doivent être maniés ces modificateurs réputés inoffensifs et quelquefois terribles.

Nous demandons seulement à attirer l'attention de nos confrères qui ne sont pas encore venus à Bourbonne, sur l'efficacité particulière de ses douches par leur durée, leur puissance, la manière dont on les reçoit (assis ou couché), la manière dont on les donne, l'excellente tradition d'après laquelle sont formés les doucheurs et doucheuses. M. le Dr Athanase Renard, le digne inspecteur des Thermes de Bourbonne, qui avec son grand âge si vaillamment porté est l'incarnation vivante de cette tradition, dit *qu'on ne sait donner la douche en France que dans deux stations : à Aix et à Bourbonne.*

Voici l'instruction qu'il a rédigée pour les doucheurs et les doucheuses, et que nous nous permettons de publier comme faisant partie du patrimoine commun.

Etablissement thermal de Bourbonne.

(*Indications sommaires pour la bonne administration de la douche.*)

« La douche est un massage exercé par une colonne d'eau dont la force dépend de la hauteur du réservoir auquel elle est empruntée. Son action est d'autant plus profonde que les parties du corps qui doivent la recevoir ne sont pas contractées, et que le malade est dans un état de relâchement des muscles aussi parfait que possible, afin qu'ils deviennent dépressibles et que la douche puisse les pénétrer plus ou moins profondément. C'est en vertu de ce principe que le malade la reçoit couché le plus ordinairement. Cette tradition s'est perpétuée à Bourbonne depuis les temps les plus reculés. La douche est ainsi donnée sur un châssis de toile tendue en forme de lit, dont la partie correspondant à la tête peut être plus ou moins relevée par un mécanisme approprié.

Il est cependant des cas dans lesquels il vaut mieux que le malade reçoive la douche assis : ce sont ceux d'une grande obésité, de tendance du sang vers la tête ou d'une gêne de circulation. Cette dernière position est aussi préférable quand la douche doit être adressée aux muscles de la face, du cou, des parois latérales et antérieures de la poitrine. Il convient aussi, dans ces cas particuliers, qu'elle soit dirigée plutôt d'arrière en avant que dans le sens contraire.

Quelle que soit la position du malade, la douche doit être promenée dans les conditions d'un va-et-vient continu, d'assez près pour que la direction puisse en être bien suivie. Ce mouvement ne doit pas être précipité.

Une douche administrée toujours à la même place, quand même cette indication semblerait motivée par le siége plus ou moins circonscrit de l'affection, tel, par exemple, que celui d'une seule articulation malade, pourrait y accumuler l'action vitale au delà d'une juste mesure. Quel que soit le siége du mal, il convient d'étendre la douche aux parties circonvoisines, afin d'ajouter ainsi une sorte d'action dérivative à celle qui s'exerce directement sur le point spécialement affecté.

Quand la douche est donnée sur un lit, le malade ne doit

être placé directement ni sur le dos. ni sur le ventre ; il doit être incliné plus ou moins sur un côté du corps, à un degré suffisant de flexion des membres, afin d'arriver à l'état de relâchement désirable. Il peut ainsi exposer alternativement à l'action de la douche le côté gauche et le côté droit, quand les deux côtés doivent être douchés, y compris les muscles qui accompagnent la colonne vertébrale.

Telles sont, d'une manière générale, les indications auxquelles le malade doit se prêter pour que la douche puisse lui être bien administrée ; mais il faut, d'un autre côté, que le doucheur ait toutes les facilités nécessaires pour atteindre le malade dans toutes les positions ; il doit être à côté de celui-ci, debout, muni d'un long tuyau flexible qui lui permette de porter la douche dans toutes les directions, de haut en bas, latéralement, par différents angles d'incidence. Il faut aussi que le doucheur ait sous la main, suivant les prescriptions du médecin, les tubes qui doivent être ajustés sur place à chaque tuyau, tubes de différents diamètres, à un seul ou à plusieurs jets, jusqu'à l'arrosoir en pluie. Cela est facile, au moyen du même pas de vis adapté à tous les appareils.

Le règlement de la température se fait également sur place par le mélange de deux courants : l'un venant d'un réservoir alimenté dans le cours même du service, et donnant l'eau à un degré de chaleur beaucoup plus élevé que ne le comporterait l'usage de la douche ou du bain, l'autre de la même eau montée la veille et qui a eu le temps de se refroidir. Ces deux courants, gouvernés par des robinets placés sous la main du doucheur, sont ainsi ramenés à un seul, au degré de chaleur voulue. Quant au degré de pression qu'on désire obtenir, chaque compartiment de douche est muni d'appareils correspondant à des réservoirs établis à deux hauteurs différentes dans le coteau du Jardin des bains.

Quand les malades sont très-endoloris, le lit de douche peut être revêtu d'un matelas de crin. protégé lui-même par un tissu imperméable qui l'enveloppe entièrement. Les matelas de ce genre, en usage à Bourbonne depuis une vingtaine d'années, sont peu épais, facilement maniables, et piqués de très-près comme des coussins de voiture. Il y a aussi des sièges pour les malades qui doivent recevoir la douche assis (1). »

(1) Règlement de l'établissement thermal de Bourbonne.

Traitements accessoires. — L'électricité introduite à Bourbonne par M. Villaret, et réglée par M. Cabrol, y a été pratiquée depuis longtemps comme adjuvant du traitement thermal, surtout par nos excellents confrères les Drs Causard et Bougard. Elle est maintenant un moyen accessoire d'une efficacité très-grande dont aucun praticien complet ne sera dépourvu, et rendra des services d'autant plus grands qu'elle n'empiétera pas hors de son domaine.

Il en est de même des massages. Il se trouve à Bourbonne dans le personnel de l'établissement d'habiles masseurs dont les capacités sont tous les jours utilisées par les médecins consultants de la station.

Nous avons eu pour notre part la satisfaction en 1878, grâce à l'application d'une méthode d'exercices appropriés combinée avec le traitement thermal et le massage, de rendre la mobilité au pied d'un client arrêté dans la force de l'âge et du succès par les suites d'une affection traumatique ou rhumatismale, et beaucoup d'autres résultats importants du même genre pourraient encore être obtenus par cette association de moyens.

BIBLIOTHÈQUE NATIONALE PARIS

Paris. — A. PARENT, 29, rue Monsieur-le-Prince.

147

www.ingramcontent.com/pod-product-compliance
Ingram Content Group UK Ltd.
Pitfield, Milton Keynes, MK11 3LW, UK
UKHW020421220726
13923UKWH00005B/2098